DIETA KETO 2021

SABROSAS RECETAS PARA SORPRENDER A TUS AMIGOS

LAURA GONZALEZ

Tabla de contenido

Introducción

¿Quieres hacer un cambio en tu vida? ¿Quieres convertirte en una persona más saludable que pueda disfrutar de una vida nueva y mejorada? Entonces, definitivamente estás en el lugar correcto. Estás a punto de descubrir una dieta maravillosa y muy saludable que ha cambiado millones de vidas. Hablamos de la dieta cetogénica, un estilo de vida que te hipnotizará y que te convertirá en una nueva persona en poco tiempo.
Entonces, sentémonos, relajémonos y descubramos más sobre la dieta cetogénica.

Una dieta cetogénica es baja en carbohidratos. Esta es la primera y una de las cosas más importantes que debe hacer ahora. Durante una dieta de este tipo, su cuerpo produce cetonas en el hígado y estas se utilizan como energía.
Su cuerpo producirá menos insulina y glucosa y se inducirá un estado de cetosis.
La cetosis es un proceso natural que aparece cuando nuestra ingesta de alimentos es menor de lo habitual. El cuerpo pronto se adaptará a este estado y por lo tanto podrás adelgazar en poco

tiempo pero también estarás más saludable y mejorarás tu rendimiento físico y mental.
Sus niveles de azúcar en sangre mejorarán y no estará predispuesto a la diabetes.
Además, la epilepsia y las enfermedades cardíacas se pueden prevenir si sigue una dieta cetogénica.
Su colesterol mejorará y se sentirá increíble en poco tiempo.
¿Como suena eso?

Una dieta cetogénica es simple y fácil de seguir siempre que siga algunas reglas simples. No es necesario que hagas grandes cambios, pero hay algunas cosas que debes saber.
¡Así que aquí va!

¡Ahora comencemos nuestro mágico viaje culinario!
Estilo de vida cetogénico... ¡aquí vamos!
¡Disfrutar!

Chuletas de cerdo jugosas

¡Estos serán tan tiernos y deliciosos!

Tiempo de preparación: 10 minutos.

Tiempo de cocción: 45 minutos.

Porciones: 4

Ingredientes:

- 2 cebollas amarillas picadas
- 6 rebanadas de tocino, picadas
- ½ taza de caldo de pollo
- Sal y pimienta negra al gusto
- 4 chuletas de cerdo

Direcciones:

1. Caliente una sartén a fuego medio, agregue el tocino, revuelva, cocine hasta que esté crujiente y transfiera a un tazón.
2. Regrese la sartén a fuego medio, agregue la cebolla, un poco de sal y pimienta, revuelva, tape, cocine por 15 minutos y transfiera al mismo tazón con el tocino.
3. Regrese la sartén una vez más al fuego, aumente a medio alto, agregue las chuletas de cerdo, sazone con

sal y pimienta, dore por 3 minutos por un lado, voltee, reduzca el fuego a medio y cocine por 7 minutos más.

4. Agregue el caldo, revuelva y cocine por 2 minutos más.
5. Regrese el tocino y las cebollas a la sartén, revuelva, cocine por 1 minuto más, divida entre platos y sirva.

¡Disfrutar!

Nutrición: calorías 325, grasa 18, fibra 1, carbohidratos 6, proteína 36

Chuletas De Cerdo Sencillas Y Rápidas

¡¡Esto va a estar listo tan rápido !!

Tiempo de preparación: 10 minutos.

Tiempo de cocción: 15 minutos.

Porciones: 4

Ingredientes:

- 4 chuletas de lomo de cerdo medianas
- 1 cucharadita de mostaza de Dijon
- 1 cucharada de salsa Worcestershire
- 1 cucharadita de jugo de limón.
- 1 cucharada de agua
- Sal y pimienta negra al gusto
- 1 cucharadita de pimienta de limón
- 1 cucharada de ghee
- 1 cucharada de cebollino picado

Direcciones:

1. En un bol, mezcle el agua con la salsa Worcestershire, la mostaza y el jugo de limón y bata bien.
2. Calienta una sartén con el ghee a fuego medio, agrega las chuletas de cerdo, sazona con sal, pimienta y

pimienta limón, cocínalas por 6 minutos, voltea y cocina por 6 minutos más.

3. Transfiera las chuletas de cerdo a una fuente y manténgalas calientes por ahora.
4. Vuelva a calentar la sartén, vierta la salsa de mostaza que ha hecho y cocine a fuego lento.
5. Vierta esto sobre la carne de cerdo, espolvoree cebolletas y sirva.

¡Disfrutar!

Nutrición: calorías 132, grasa 5, fibra 1, carbohidratos 1, proteína 18

Cerdo mediterráneo

¡Esta gran idea para la cena cetogénica te hará sentir genial!

Tiempo de preparación: 10 minutos.

Tiempo de cocción: 35 minutos.

Porciones: 4

Ingredientes:

- 4 chuletas de cerdo con hueso
- Sal y pimienta negra al gusto
- 1 cucharadita de romero seco
- 3 dientes de ajo picados

Direcciones:

1. Sazone las chuletas de cerdo con sal y pimienta y colóquelas en una fuente para asar.
2. Agrega el romero y el ajo, introduce en el horno a 425 grados F y hornea por 10 minutos.
3. Reduzca el fuego a 350 grados F y ase durante 25 minutos más.
4. Cortar la carne de cerdo, dividir en platos y rociar todo el jugo de la sartén.

¡Disfrutar!

Nutrición: calorías 165, grasa 2, fibra 1, carbohidratos 2, proteína 26

Delicia de chuletas de cerdo simples

¡Esto es tan delicioso y simple de hacer en casa!

Tiempo de preparación: 10 minutos.

Tiempo de cocción: 40 minutos.

Porciones: 4

Ingredientes:

- 4 chuletas de cerdo
- 1 cucharada de orégano picado
- 2 dientes de ajo picados
- 1 cucharada de aceite de canola
- 15 onzas de tomates enlatados, picados
- 1 cucharada de pasta de tomate
- Sal y pimienta negra al gusto
- ¼ taza de jugo de tomate

Direcciones:

1. Calienta una sartén con el aceite a fuego medio alto, agrega las chuletas de cerdo, sazona con sal y pimienta, cocina por 3 minutos, voltea, cocina por 3 minutos más y transfiere a un plato.

2. Regrese la sartén a fuego medio, agregue el ajo, revuelva y cocine por 10 segundos.
3. Agregue el jugo de tomate, los tomates y la pasta de tomate, revuelva, hierva y reduzca el fuego a medio-bajo.
4. Agregue las chuletas de cerdo, revuelva, tape la sartén y cocine a fuego lento todo durante 30 minutos.
5. Transfiera las chuletas de cerdo a los platos, agregue el orégano a la sartén, revuelva y cocine por 2 minutos más.
6. Vierta esto sobre la carne de cerdo y sirva.

¡Disfrutar!

Nutrición: calorías 210, grasa 10, fibra 2, carbohidratos 6, proteína 19

Chuletas de cerdo picantes

¡Estas chuletas de cerdo picantes seguro que te impresionarán!

Tiempo de preparación: 4 horas y 10 minutos

Tiempo de cocción: 15 minutos.

Porciones: 4

Ingredientes:

- ¼ de taza de jugo de lima
- 4 chuletas de costilla de cerdo
- 1 cucharada de aceite de coco derretido
- 2 dientes de ajo picados
- 1 cucharada de chile en polvo
- 1 cucharadita de canela molida
- 2 cucharaditas de comino molido
- Sal y pimienta negra al gusto
- ½ cucharadita de salsa picante
- Mango en rodajas para servir

Direcciones:

1. En un bol, mezcle el jugo de lima con aceite, ajo, comino, canela, chile en polvo, sal, pimienta y salsa de pimiento picante y bata bien.

2. Agregue las chuletas de cerdo, revuelva para cubrir y déjelas a un lado en el refrigerador por 4 horas.
3. Coloque la carne de cerdo en la parrilla precalentada a fuego medio, cocine por 7 minutos, dé la vuelta y cocine por 7 minutos más.
4. Dividir en platos y servir con rodajas de mango a un lado.

¡Disfrutar!

Nutrición: calorías 200, grasa 8, fibra 1, carbohidratos 3, proteína 26

Sabrosa carne tailandesa

¡Pronto se convertirá en tu plato cetogénico favorito!

Tiempo de preparación: 10 minutos.

Tiempo de cocción: 10 minutos.

Porciones: 6

Ingredientes:

- 1 taza de caldo de res
- 4 cucharadas de mantequilla de maní
- ¼ de cucharadita de ajo en polvo
- ¼ de cucharadita de cebolla en polvo
- 1 cucharada de aminoácidos de coco
- 1 y ½ cucharadita de pimienta de limón
- 1 libra de filete de res, cortado en tiras
- Sal y pimienta negra al gusto
- 1 pimiento verde picado
- 3 cebollas verdes picadas

Direcciones:

1. En un bol, mezcle la mantequilla de maní con el caldo, los aminoácidos y la pimienta de limón, revuelva bien y deje a un lado.

2. Calentar una sartén a fuego medio alto, agregar la carne, sazonar con sal, pimienta, cebolla y ajo en polvo y cocinar por 7 minutos.
3. Agregue el pimiento verde, revuelva y cocine por 3 minutos más.
4. Agrega la salsa de maní que hiciste al principio y las cebolletas, revuelve, cocina por 1 minuto más, divide en platos y sirve.

¡Disfrutar!

Nutrición: calorías 224, grasa 15, fibra 1, carbohidratos 3, proteína 19

Las mejores empanadas de carne

¡Este será uno de los mejores platos cetogénicos que jamás probarás!

Tiempo de preparación: 10 minutos.

Tiempo de cocción: 35 minutos.

Porciones: 6

Ingredientes:

- ½ taza de pan rallado
- 1 huevo
- Sal y pimienta negra al gusto
- 1 y ½ libras de carne de res, molida
- 10 onzas de sopa de cebolla enlatada
- 1 cucharada de harina de coco
- ¼ de taza de salsa de tomate
- 3 cucharaditas de salsa Worcestershire
- ½ cucharadita de mostaza en polvo
- ¼ de taza de agua

Direcciones:

1. En un tazón, mezcle 1/3 taza de sopa de cebolla con carne, sal, pimienta, huevo y pan rallado y revuelva bien.

2. Calentar una sartén a fuego medio-alto, dar forma a 6 hamburguesas de la mezcla de carne, colocarlas en la sartén y dorar por ambos lados.
3. Mientras tanto, en un bol, mezcle el resto de la sopa con harina de coco, agua, mostaza en polvo, salsa Worcestershire y ketchup y revuelva bien.
4. Vierta esto sobre las empanadas de carne, tape la sartén y cocine por 20 minutos revolviendo de vez en cuando.
5. Dividir en platos y servir.

¡Disfrutar!

Nutrición: calorías 332, grasa 18, fibra 1, carbohidratos 7, proteína 25

Asado de carne increíble

¡Es tan jugoso y delicioso!

Tiempo de preparación: 10 minutos.

Hora de cocinar: 1 hora y 15 minutos

Porciones: 4

Ingredientes:

- 3 y ½ libras de carne asada
- 4 onzas de champiñones, en rodajas
- 12 onzas de caldo de res
- 1 onza de mezcla para sopa de cebolla
- ½ taza de aderezo italiano

Direcciones:

1. En un tazón, mezcle el caldo con la mezcla para sopa de cebolla y el aderezo italiano y revuelva.
2. Poner el asado de res en una sartén, agregar los champiñones, mezclar el caldo, cubrir con papel de aluminio, introducir en el horno a 300 grados F y hornear por 1 hora y 15 minutos.
3. Deje que el asado se enfríe un poco, corte en rodajas y sirva con la salsa encima.

¡Disfrutar!

Nutrición: calorías 700, grasa 56, fibra 2, carbohidratos 10, proteína 70

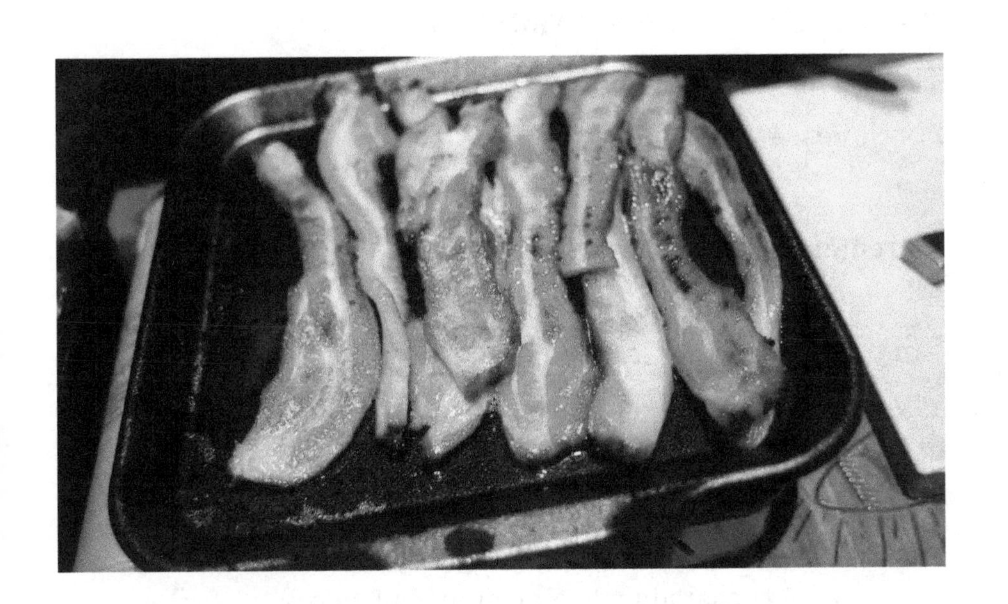

Tazas de calabacín con carne

¡Esto se ve tan bien y tiene un sabor maravilloso!

Tiempo de preparación: 10 minutos.

Tiempo de cocción: 35 minutos.

Porciones: 4

Ingredientes:

- 2 dientes de ajo picados
- 1 cucharadita de comino, molido
- 1 cucharada de aceite de coco
- 1 libra de carne molida
- ½ taza de cebolla morada picada
- 1 cucharadita de pimentón ahumado
- Sal y pimienta negra al gusto
- 3 calabacines, cortados en mitades a lo largo y con el interior recogido
- ¼ de taza de cilantro picado
- ½ taza de queso cheddar, rallado
- 1 y ½ tazas de salsa de enchilada cetogénica
- Un poco de aguacate picado para servir
- Algunas cebollas verdes, picadas para servir

- Unos tomates picados para servir

Direcciones:

1. Calienta una sartén con el aceite a fuego medio alto, agrega las cebollas rojas, revuelve y cocina por 2 minutos.
2. Agregue la carne, revuelva y dore por un par de minutos.
3. Agregue pimentón, sal, pimienta, comino y ajo, revuelva y cocine por 2 minutos.
4. Coloque las mitades de calabacín en una bandeja para hornear, rellene cada una con carne, vierta la salsa de enchilada encima y espolvoree queso cheddar.
5. Hornee cubierto en el horno a 350 grados F durante 20 minutos.
6. Destape la sartén, espolvoree cilantro y hornee por 5 minutos más.
7. Espolvoree aguacate, cebollas verdes y tomates encima, divida en platos y sirva.

¡Disfrutar!

Nutrición: calorías 222, grasa 10, fibra 2, carbohidratos 8, proteína 21

Cazuela de albóndigas de ternera

¡Esto es tan especial y, por supuesto, es 100% ceto!

Tiempo de preparación: 10 minutos.

Tiempo de cocción: 50 minutos.

Porciones: 8

Ingredientes:

- 1/3 taza de harinas de almendras
- 2 huevos
- 1 libra de salchicha de res, picada
- 1 libra de carne molida
- Sal y pimienta negra al gusto
- 1 cucharada de perejil seco
- ¼ de cucharadita de hojuelas de pimiento rojo
- ¼ taza de parmesano rallado
- ¼ de cucharadita de cebolla en polvo
- ½ cucharadita de ajo en polvo
- ¼ de cucharadita de orégano seco
- 1 taza de queso ricotta
- 2 tazas de salsa keto marinara
- 1 y ½ tazas de queso mozzarella, rallado

Direcciones:

1. En un tazón, mezcle la salchicha con la carne, sal, pimienta, harina de almendras, perejil, hojuelas de pimienta, cebolla en polvo, ajo en polvo, orégano, parmesano y huevos y revuelva bien.
2. Forme las albóndigas, colóquelas en una bandeja para hornear forrada, introdúzcalas en el horno a 375 grados F y hornee por 15 minutos.
3. Saca las albóndigas del horno, transfiérelas a una fuente para horno y cúbrelas con la mitad de la salsa marinara.
4. Agregue el queso ricotta por todas partes, luego vierta el resto de la salsa marinara.
5. Espolvoree la mozzarella por todas partes, introduzca el plato en el horno a 375 grados F y hornee por 30 minutos.
6. Deja que la cazuela de albóndigas se enfríe un poco antes de cortarla y servirla.

¡Disfrutar!

Nutrición: calorías 456, grasa 35, fibra 3, carbohidratos 4, proteína 32

Calabaza Rellena De Res Y Tomate

¡Siempre es sorprendente descubrir platos nuevos e interesantes! ¡Este es uno de ellos!

Tiempo de preparación: 10 minutos.

Tiempo de cocción: 1 hora.

Porciones: 2

Ingredientes:

- 2 libras de calabaza espagueti, pinchada con un tenedor
- Sal y pimienta negra al gusto
- 3 dientes de ajo picados
- 1 cebolla amarilla picada
- 1 hongo portobello, en rodajas
- 28 onzas de tomates enlatados, picados
- 1 cucharadita de orégano seco
- ¼ de cucharadita de pimienta de cayena
- ½ cucharadita de tomillo seco
- 1 libra de carne molida
- 1 pimiento verde picado

Direcciones:

1. Coloque la calabaza espagueti en una bandeja para hornear forrada, introdúzcala en el horno a 400 grados F y hornee por 40 minutos.
2. Cortar por la mitad, dejar enfriar a un lado, quitar las semillas y dejar a un lado.
3. Caliente una sartén a fuego medio alto, agregue la carne, el ajo, la cebolla y los champiñones, revuelva y cocine hasta que la carne se dore.
4. Agregue sal, pimienta, tomillo, orégano, cayena, tomates y pimiento verde, revuelva y cocine por 10 minutos.
5. Rellene las mitades de calabaza con esta mezcla de carne, introduzca en el horno a 400 grados F y hornee por 10 minutos.
6. Dividir en 2 platos y servir.

¡Disfrutar!

Nutrición: calorías 260, grasa 7, fibra 2, carbohidratos 4, proteína 10

Chile de carne sabroso

¡Este chili de ternera es tan delicioso! ¡Tienes que probar esto muy pronto!

Tiempo de preparación: 10 minutos.

Tiempo de cocción: 8 horas.

Porciones: 4

Ingredientes:

- 1 cebolla morada picada
- 2 y ½ libras de carne de res, molida
- 15 onzas de tomates enlatados y chiles verdes, picados
- 6 onzas de pasta de tomate
- ½ taza de jalapeños en escabeche, picados
- 4 cucharadas de ajo picado
- 3 costillas de apio picadas
- 2 cucharadas de aminoácidos de coco
- 4 cucharadas de chile en polvo
- Sal y pimienta negra al gusto
- Una pizca de pimienta de cayena
- 2 cucharadas de comino molido
- 1 cucharadita de cebolla en polvo

- 1 cucharadita de ajo en polvo
- 1 hoja de laurel
- 1 cucharadita de orégano seco

Direcciones:

1. Calienta una sartén a fuego medio alto, agrega la mitad de la cebolla, la carne de res, la mitad del ajo, sal y pimienta, revuelve y cocina hasta que la carne se dore.
2. Transfiera esto a su olla de cocción lenta, agregue el resto de la cebolla y el ajo, pero también, jalapeños, apio, tomates y chiles, pasta de tomate, tomates enlatados, aminoácidos de coco, chile en polvo, sal, pimienta, comino, ajo en polvo, cebolla en polvo , el orégano y la hoja de laurel, revuelva, cubra y cocine a temperatura baja durante 8 horas.
3. Dividir en tazones y servir.

¡Disfrutar!

Nutrición: calorías 137, grasa 6, fibra 2, carbohidratos 5, proteína 17

Pastel De Carne De Res Glaseado

¡Esto garantizará su éxito!

Tiempo de preparación: 10 minutos.

Hora de cocinar: 1 hora y 10 minutos

Porciones: 6

Ingredientes:

- 1 taza de champiñones blancos picados
- 3 libras de carne molida
- 2 cucharadas de perejil picado
- 2 dientes de ajo picados
- ½ taza de cebolla amarilla picada
- ¼ taza de pimiento rojo picado
- ½ taza de harina de almendras
- 1/3 taza de parmesano rallado
- 3 huevos
- Sal y pimienta negra al gusto
- 1 cucharadita de vinagre balsámico
- *Para el glaseado:*
- 1 cucharada de viraje
- 2 cucharadas de salsa de tomate sin azúcar

- 2 tazas de vinagre balsámico

Direcciones:

1. En un bol, mezcla la carne de res con sal, pimienta, champiñones, ajo, cebolla, pimiento morrón, perejil, harina de almendras, parmesano, 1 cucharadita de vinagre, sal, pimienta y huevos y revuelve muy bien.
2. Transfiera esto a un molde para pan y hornee en el horno a 375 grados F durante 30 minutos.
3. Mientras tanto, calienta una sartén pequeña a fuego medio, agrega la salsa de tomate, vira y 2 tazas de vinagre, revuelve bien y cocina por 20 minutos.
4. Sacar el pastel de carne del horno, esparcir el glaseado, introducir en el horno a la misma temperatura y hornear 20 minutos más.
5. Dejar enfriar el pastel de carne, cortarlo en rodajas y servirlo.

¡Disfrutar!

Nutrición: calorías 264, grasa 14, fibra 3, carbohidratos 5, proteína 24

Deliciosa carne de res y tzatziki

¡Debes asegurarte de que haya suficiente para todos!

Tiempo de preparación: 10 minutos.

Tiempo de cocción: 15 minutos.

Porciones: 6

Ingredientes:

- ¼ taza de leche de almendras
- 17 onzas de carne de res, molida
- 1 cebolla amarilla rallada
- 5 rebanadas de pan, rasgadas
- 1 huevo batido
- ¼ taza de perejil picado
- Sal y pimienta negra al gusto
- 2 dientes de ajo picados
- ¼ taza de menta picada
- 2 y ½ cucharaditas de orégano seco
- ¼ taza de aceite de oliva
- 7 onzas de tomates cherry, cortados en mitades
- 1 pepino, en rodajas finas
- 1 taza de espinacas tiernas

- 1 y ½ cucharada de jugo de limón
- 7 onzas de tzatziki en frasco

Direcciones:

1. Poner el pan en un bol, agregar la leche y dejar reposar por 3 minutos.
2. Exprimir el pan, picarlo y ponerlo en un bol.
3. Agregue la carne, el huevo, la sal, la pimienta, el orégano, la menta, el perejil, el ajo y la cebolla y revuelva bien.
4. Forme bolas con esta mezcla y colóquelas en una superficie de trabajo.
5. Calienta una sartén con la mitad del aceite a fuego medio alto, agrega las albóndigas, cocínalas por 8 minutos volteándolas de vez en cuando y transfiérelas todas a una bandeja.
6. En una ensaladera, mezcle las espinacas con el pepino y el tomate.
7. Agrega las albóndigas, el resto del aceite, un poco de sal, pimienta y jugo de limón.
8. También agregue tzatziki, mezcle para cubrir y sirva.

¡Disfrutar!

Nutrición: calorías 200, grasa 4, fibra 1, carbohidratos 3, proteína 7

Albóndigas Y Salsa De Champiñones Sabrosa

¡Una comida amistosa puede convertirse en un festín con este plato cetogénico!

Tiempo de preparación: 10 minutos.

Tiempo de cocción: 25 minutos.

Porciones: 6

Ingredientes:

- 2 libras de carne molida
- Sal y pimienta negra al gusto
- ½ cucharadita de ajo en polvo
- 1 cucharada de aminoácidos de coco
- ¼ taza de caldo de res
- ¾ taza de harina de almendras
- 1 cucharada de perejil picado
- 1 cucharada de hojuelas de cebolla

Para la salsa:

- 1 taza de cebolla amarilla picada
- 2 tazas de champiñones, en rodajas
- 2 cucharadas de grasa de tocino

- 2 cucharadas de ghee
- ½ cucharadita de aminoácidos de coco
- ¼ taza de crema agria
- ½ taza de caldo de res
- Sal y pimienta negra al gusto

Direcciones:

1. En un bol mezclar la carne de res con sal, pimienta, ajo en polvo, 1 cucharada de aminos de coco, ¼ taza de caldo de res, harina de almendras, perejil y hojuelas de cebolla, revolver bien, formar 6 hamburguesas, colocarlas en una bandeja para hornear, introducir en el horno a 375 grados F y hornee por 18 minutos.
2. Mientras tanto, calienta una sartén con el ghee y la grasa de tocino a fuego medio, agrega los champiñones, revuelve y cocina por 4 minutos.
3. Agregue las cebollas, revuelva y cocine por 4 minutos más.
4. Agregue ½ cucharadita de aminoácidos de coco, crema agria y ½ taza de caldo de res, revuelva bien y cocine a fuego lento.
5. Retirar del fuego, salpimentar y remover bien.
6. Divida las empanadas de carne entre platos y sírvalas con salsa de champiñones encima.

¡Disfrutar!

Nutrición: calorías 435, grasa 23, fibra 4, carbohidratos 6, proteína 32

Sopa De Carne Y Chucrut

¡Esta sopa de ternera y chucrut es tan sabrosa!

Tiempo de preparación: 10 minutos.

Hora de cocinar: 1 hora y 20 minutos

Porciones: 8

Ingredientes:

- 3 cucharaditas de aceite de oliva
- 1 libra de carne molida
- 14 onzas de caldo de res
- 2 tazas de caldo de pollo
- 14 onzas de tomates enlatados y jugo
- 1 cucharada de stevia
- 14 onzas de chucrut, picado
- 1 cucharada de salsa Worcestershire sin gluten
- 4 hojas de laurel
- Sal y pimienta negra al gusto
- 3 cucharadas de perejil picado
- 1 cebolla picada
- 1 cucharadita de salvia seca
- 1 cucharada de ajo picado

- 2 tazas de agua

Direcciones:

1. Calentar una sartén con 1 cucharadita de aceite a fuego medio, agregar la carne, revolver y dorar por 10 minutos.
2. Mientras tanto, en una olla, mezcle el caldo de pollo y res con chucrut, stevia, tomates enlatados, salsa inglesa, perejil, salvia y hojas de laurel, revuelva y cocine a fuego lento a fuego medio.
3. Agregue la carne a la sopa, revuelva y continúe cocinando a fuego lento.
4. Calienta la misma sartén con el resto del aceite a fuego medio, agrega la cebolla, revuelve y cocina por 2 minutos, agrega el ajo, revuelve, cocina por 1 minuto más y agrega esto a la sopa.
5. Reduzca el fuego a sopa y cocine a fuego lento durante 1 hora.
6. Agregue sal, pimienta y agua, revuelva y cocine por 15 minutos más.
7. Dividir en tazones y servir.

¡Disfrutar!

Nutrición: calorías 250, grasa 5, fibra 1, carbohidratos 3, proteína 12

Cazuela De Carne Molida

¡Una comida amigable e informal requiere un plato cetogénico!

Tiempo de preparación: 10 minutos.

Tiempo de cocción: 35 minutos.

Porciones: 6

Ingredientes:

- 2 cucharaditas de hojuelas de cebolla
- 1 cucharada de salsa Worcestershire sin gluten
- 2 libras de carne molida
- 2 dientes de ajo picados
- Sal y pimienta negra al gusto
- 1 taza de queso mozzarella, rallado
- 2 tazas de queso cheddar, rallado
- 1 taza de aderezo ruso
- 2 cucharadas de semillas de sésamo tostadas
- 20 rodajas de pepinillo al eneldo
- 1 cabeza de lechuga romana, cortada

Direcciones:

1. Calentar una sartén a fuego medio, agregar la carne de res, la cebolla en hojuelas, la salsa inglesa, la sal, la pimienta y el ajo, remover y cocinar por 5 minutos.
2. Transfiera esto a una fuente para hornear, agregue 1 taza de queso cheddar encima y también la mozzarella y la mitad del aderezo ruso.
3. Revuelva y esparza uniformemente.
4. Colocar encima las rodajas de pepinillo, espolvorear el resto del queso cheddar y las semillas de sésamo, introducir en el horno a 350 grados F y hornear durante 20 minutos.
5. Encienda el horno para asar y ase la cazuela por 5 minutos más.
6. Divida la lechuga en platos, cubra con una cazuela de ternera y el resto del aderezo ruso.

¡Disfrutar!

Nutrición: calorías 554, grasa 51, fibra 3, carbohidratos 5, proteína 45

Deliciosos Zoodles Y Carne De Res

¡Solo toma unos minutos hacer esta receta cetogénica especial!

Tiempo de preparación: 10 minutos.

Tiempo de cocción: 20 minutos.

Porciones: 5

Ingredientes:

- 1 libra de carne molida
- 1 cebolla amarilla picada
- 2 dientes de ajo picados
- 14 onzas de tomates enlatados, picados
- 1 cucharada de romero seco
- 1 cucharada de salvia seca
- 1 cucharada de orégano seco
- 1 cucharada de albahaca seca
- 1 cucharada de mejorana seca
- Sal y pimienta negra al gusto
- 2 calabacines, cortados con espiral

Direcciones:

1. Calentar una sartén a fuego medio, agregar el ajo y la cebolla, revolver y dorar por un par de minutos.

2. Agregue la carne, revuelva y cocine por 6 minutos más.
3. Agregue los tomates, la sal, la pimienta, el romero, la salvia, el orégano, la mejorana y la albahaca, revuelva y cocine a fuego lento durante 15 minutos.
4. Divida los zoodles en tazones, agregue la mezcla de carne y sirva.

¡Disfrutar!

Nutrición: calorías 320, grasa 13, fibra 4, carbohidratos 12, proteína 40

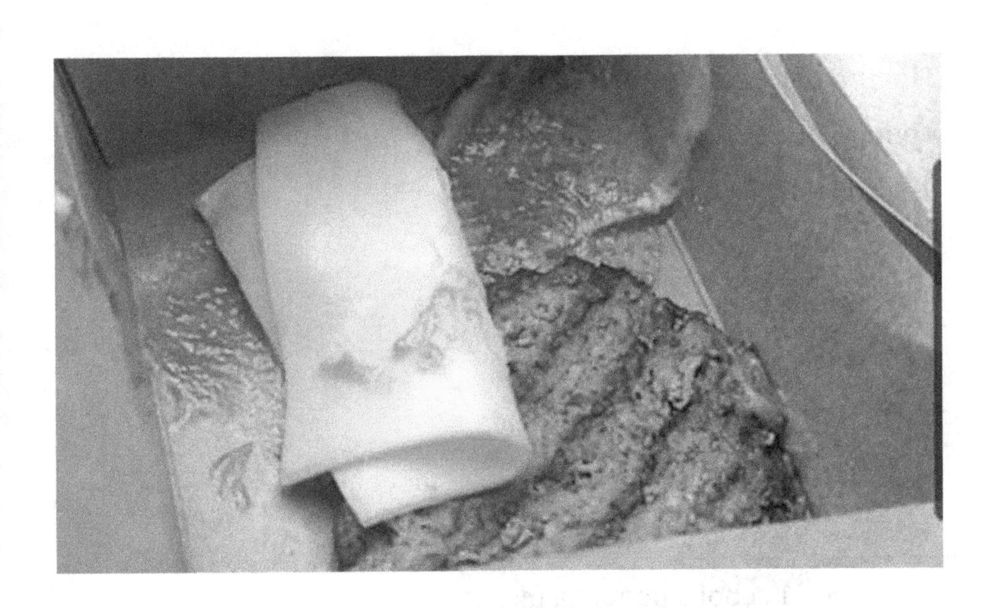

Empanadas de carne de Jamaica

¡Esto es realmente sabroso! ¡Debes hacerlo para tu familia esta noche!

Tiempo de preparación: 10 minutos.

Tiempo de cocción: 35 minutos.

Porciones: 12

Ingredientes:

- 3 dientes de ajo picados
- ½ libra de carne molida
- ½ libra de carne de cerdo, molida
- ½ taza de agua
- 1 cebolla pequeña picada
- 2 chiles habaneros, picados
- 1 cucharadita de curry jamaicano en polvo
- 1 cucharadita de tomillo seco
- 2 cucharaditas de cilantro molido
- ½ cucharadita de pimienta gorda
- 2 cucharaditas de comino molido
- ½ cucharadita de cúrcuma
- Una pizca de clavo, molido

- Sal y pimienta negra al gusto
- 1 cucharadita de ajo en polvo
- ¼ de cucharadita de polvo de stevia
- 2 cucharadas de ghee

Para la corteza:

- 4 cucharadas de ghee, derretido
- 6 onzas de queso crema
- Una pizca de sal
- 1 cucharadita de cúrcuma
- ¼ de cucharadita de stevia
- ½ cucharadita de levadura en polvo
- 1 y ½ tazas de harina de lino
- 2 cucharadas de agua
- ½ taza de harina de coco

Direcciones:

1. En su licuadora, mezcle la cebolla con los habaneros, el ajo y ½ taza de agua.
2. Calienta una sartén a fuego medio, agrega la carne de cerdo y de res, revuelve y cocina por 3 minutos.
3. Agregue la mezcla de cebollas, revuelva y cocine por 2 minutos más.
4. Agregue ajo, cebolla, curry en polvo, ½ cucharadita de cúrcuma, tomillo, cilantro, comino, pimienta de Jamaica, clavo, sal, pimienta, stevia en polvo y ajo en polvo, revuelva bien y cocine por 3 minutos.
5. Agrega 2 cucharadas de ghee, revuelve hasta que se derrita y retíralo del fuego.
6. Mientras tanto, en un tazón, mezcle 1 cucharadita de cúrcuma con ¼ de cucharadita de stevia, levadura en polvo, harina de lino y harina de coco y revuelva.
7. En un recipiente aparte, mezcle 4 cucharadas de ghee con 2 cucharadas de agua y queso crema y revuelva.
8. Combinar las 2 mezclas y mezclar hasta obtener una masa.
9. Forma 12 bolitas de esta mezcla, colócalas en un papel pergamino y enrolla cada una en un círculo.
10. Divida la mezcla de carne de res y cerdo en la mitad de los círculos de masa, cubra con las otras mitades, selle

los bordes y colóquelos en una bandeja para hornear forrada.

11. Hornee sus pasteles en el horno a 350 grados F durante 25 minutos.
12. Sírvelos calientes.

¡Disfrutar!

Nutrición: calorías 267, grasa 23, fibra 1, carbohidratos 3, proteína 12

Increíble gulash

¡Esta es una comida keto reconfortante! ¡Pruébelo pronto!

Tiempo de preparación: 10 minutos.

Tiempo de cocción: 20 minutos.

Porciones: 5

Ingredientes:

- 2 onzas de pimiento morrón, picado
- 1 y ½ libras de carne de res, molida
- Sal y pimienta negra al gusto
- 2 tazas de floretes de coliflor
- ¼ de taza de cebolla picada
- 14 onzas de tomates enlatados y su jugo
- ¼ de cucharadita de ajo en polvo
- 1 cucharada de pasta de tomate
- 14 onzas de agua

Direcciones:

1. Calentar una sartén a fuego medio, agregar la carne, revolver y dorar por 5 minutos.
2. Agregue la cebolla y el pimiento, revuelva y cocine por 4 minutos más.

3. Agregue la coliflor, los tomates y su jugo y el agua, revuelva, cocine a fuego lento, tape la sartén y cocine por 5 minutos.
4. Agregue la pasta de tomate, el ajo en polvo, la sal y la pimienta, revuelva, retire del fuego, divida en tazones y sirva.

¡Disfrutar!

Nutrición: calorías 275, grasa 7, fibra 2, carbohidratos 4, proteína 10

Cazuela De Ternera Y Berenjena

¡Estos ingredientes van perfectamente juntos!

Tiempo de preparación: 30 minutos.

Tiempo de cocción: 4 horas.

Porciones: 12

Ingredientes:

- 1 cucharada de aceite de oliva
- 2 libras de carne molida
- 2 tazas de berenjena picada
- Sal y pimienta negra al gusto
- 2 cucharaditas de mostaza
- 2 cucharaditas de salsa Worcestershire sin gluten
- 28 onzas de tomates enlatados, picados
- 2 tazas de mozzarella rallada
- 16 onzas de salsa de tomate
- 2 cucharadas de perejil picado
- 1 cucharadita de orégano seco

Direcciones:

1. Sazona los trozos de berenjena con sal y pimienta, déjalos a un lado por 30 minutos, exprime un poco el

agua, ponlos en un bol, agrega el aceite de oliva y revuélvelos para cubrirlos.

2. En otro tazón, mezcle la carne con sal, pimienta, mostaza y salsa Worcestershire y revuelva bien.
3. Presiónelos en el fondo de una olla de barro.
4. Agrega la berenjena y unta.
5. También agregue tomates, salsa de tomate, perejil, orégano y mozzarella.
6. Tape Crockpot y cocine a temperatura baja durante 4 horas.
7. Divida la cazuela entre platos y sirva caliente.

¡Disfrutar!

Nutrición: calorías 200, grasa 12, fibra 2, carbohidratos 6, proteína 15

Chuletas De Cordero Estofadas

¡Es un plato cetogénico perfecto!

Tiempo de preparación: 10 minutos.

Hora de cocinar: 2 horas y 20 minutos

Porciones: 4

Ingredientes:

- 8 chuletas de cordero
- 1 cucharadita de ajo en polvo
- Sal y pimienta negra al gusto
- 2 cucharaditas de menta triturada
- Un chorrito de aceite de oliva
- 1 chalota picada
- 1 taza de vino blanco
- Jugo de ½ limón
- 1 hoja de laurel
- 2 tazas de caldo de res
- Un poco de perejil picado para servir

Para la salsa:

- 2 tazas de arándanos
- ½ cucharadita de romero picado
- ½ taza de desvío
- 1 cucharadita de menta seca

- Jugo de ½ limón
- 1 cucharadita de jengibre rallado
- 1 taza de agua
- 1 cucharadita de pasta harissa

Direcciones:

1. En un bol, mezcle las chuletas de cordero con sal, pimienta, 1 cucharadita de ajo en polvo y 2 cucharaditas de menta y frote bien.
2. Calentar una sartén con un chorrito de aceite a fuego medio alto, agregar las chuletas de cordero, dorarlas por todos lados y transferir a un plato.
3. Calienta la misma sartén nuevamente a fuego medio alto, agrega las chalotas, revuelve y cocina por 1 minuto.
4. Agregue el vino y la hoja de laurel, revuelva y cocine por 4 minutos.
5. Agregue 2 tazas de caldo de res, perejil y jugo de ½ limón, revuelva y cocine a fuego lento durante 5 minutos.
6. Regrese el cordero, revuelva y cocine por 10 minutos.
7. Tape la sartén e introdúzcala en el horno a 350 grados F durante 2 horas.
8. Mientras tanto, caliente una sartén a fuego medio-alto, agregue los arándanos, el vinagre, el romero, 1 cucharadita de menta, el jugo de ½ limón, el jengibre, el

agua y la pasta harissa, revuelva, deje hervir a fuego lento durante 15 minutos.

9. Sacar las chuletas de cordero del horno, repartirlas en platos, rociarlas con la salsa de arándanos y servir.

Nutrición: calorías 450, grasa 34, fibra 2, carbohidratos 6, proteína 26

Ensalada de cordero increíble

¡Es una ensalada con sabor que debes probar en el verano!

Tiempo de preparación: 10 minutos.

Tiempo de cocción: 35 minutos.

Porciones: 4

Ingredientes:

- 1 cucharada de aceite de oliva
- 3 libras de pierna de cordero, descartada y en mariposa
- Sal y pimienta negra al gusto
- 1 cucharadita de comino, molido
- Una pizca de tomillo seco
- 2 dientes de ajo picados

Para la ensalada:

- 4 onzas de queso feta, desmenuzado
- ½ taza de nueces
- 2 tazas de espinaca
- 1 y ½ cucharada de jugo de limón
- ¼ taza de aceite de oliva
- 1 taza de menta picada

Direcciones:

1. Frote el cordero con sal, pimienta, 1 cucharada de aceite, tomillo, comino y ajo picado, colóquelo en la parrilla precalentada a fuego medio alto y cocine por 40 minutos, volteando una vez.
2. Mientras tanto, extienda las nueces en una bandeja para hornear forrada, introdúzcalas en el horno a 350 grados F y tueste durante 10 minutos.
3. Transfiera el cordero a la parrilla a una tabla de cortar, deje enfriar y corte en rodajas.
4. En una ensaladera, mezcle las espinacas con 1 taza de menta, queso feta, ¼ de taza de aceite de oliva, jugo de limón, nueces tostadas, sal y pimienta y revuelva para cubrir.
5. Agregue las rodajas de cordero encima y sirva.

¡Disfrutar!

Nutrición: calorías 334, grasa 33, fibra 3, carbohidratos 5, proteína 7

Cordero marroquí

¡Prueba este plato cetogénico marroquí tan pronto como puedas!

Tiempo de preparación: 10 minutos.

Tiempo de cocción: 15 minutos.

Porciones: 4

Ingredientes:

- 2 cucharaditas de pimentón
- 2 dientes de ajo picados
- 2 cucharaditas de orégano seco
- 2 cucharadas de zumaque
- 12 chuletas de cordero
- ¼ taza de aceite de oliva
- 2 cucharadas de agua
- 2 cucharaditas de comino molido
- 4 zanahorias en rodajas
- ¼ taza de perejil picado
- 2 cucharaditas de harissa
- 1 cucharada de vinagre de vino tinto
- Sal y pimienta negra al gusto

- 2 cucharadas de aceitunas negras, sin hueso y en rodajas
- 6 rábanos, en rodajas finas

Direcciones:

1. En un bol, mezcla las chuletas con pimentón, ajo, orégano, zumaque, sal, pimienta, la mitad del aceite y el agua y frota bien.
2. Ponga las zanahorias en una olla, agregue agua hasta cubrir, hierva a fuego medio alto, cocine por 2 minutos escurra y póngalas en una ensaladera.
3. Agregue aceitunas y rábanos sobre las zanahorias.
4. En otro bol, mezcla la harissa con el resto del aceite, el perejil, el comino, el vinagre y un chorrito de agua y revuelve bien.
5. Agregue esto a la mezcla de zanahorias, sazone con sal y pimienta y revuelva para cubrir.
6. Calentar una parrilla de cocina a fuego medio alto, agregar las chuletas de cordero, asarlas por 3 minutos por cada lado y dividirlas entre platos.
7. Agregue la ensalada de zanahorias a un lado y sirva.

¡Disfrutar!

Nutrición: calorías 245, grasa 32, fibra 6, carbohidratos 4, proteína 34

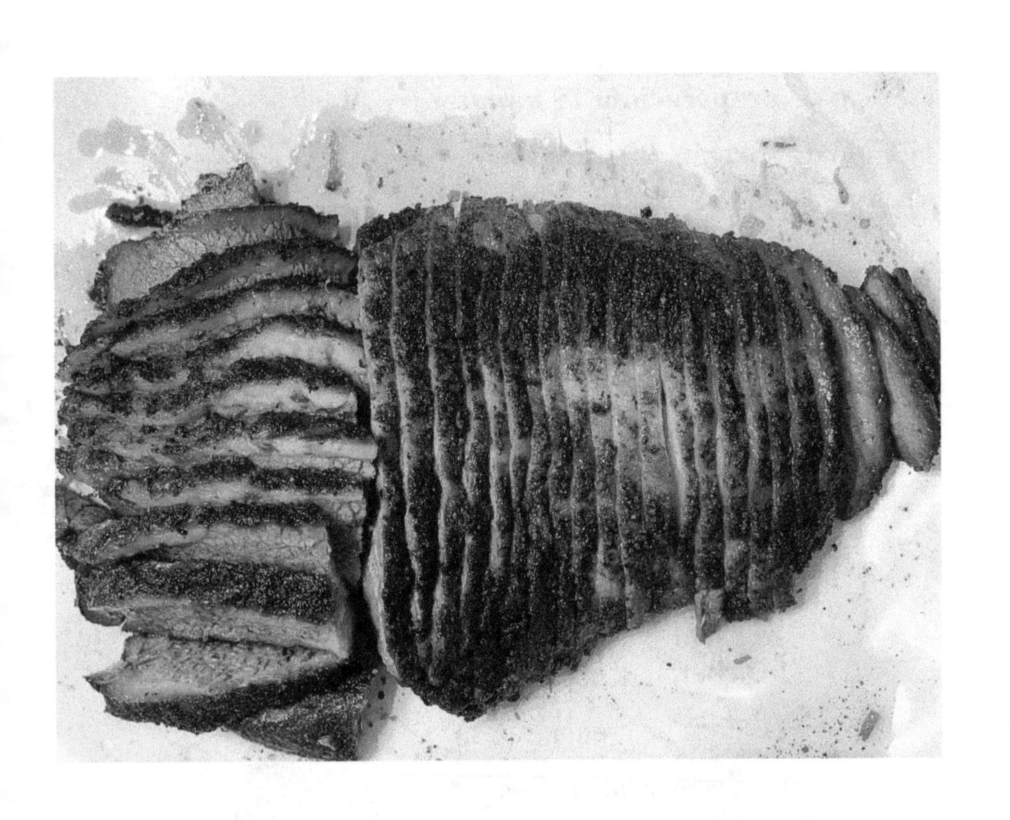

Deliciosa Salsa De Cordero Y Mostaza

¡Es tan rico y sabroso y está listo en solo media hora!

Tiempo de preparación: 10 minutos.

Tiempo de cocción: 20 minutos.

Porciones: 4

Ingredientes:

- 2 cucharadas de aceite de oliva
- 1 cucharada de romero fresco picado
- 2 dientes de ajo picados
- 1 libra y media de chuletas de cordero
- Sal y pimienta negra al gusto
- 1 cucharada de chalota picada
- 2/3 taza de crema espesa
- ½ taza de caldo de res
- 1 cucharada de mostaza
- 2 cucharaditas de salsa Worcestershire sin gluten
- 2 cucharaditas de jugo de limón
- 1 cucharadita de eritritol
- 2 cucharadas de ghee
- Un manantial de romero

- Un manantial de tomillo

Direcciones:

1. En un bol, mezclar 1 cucharada de aceite con ajo, sal, pimienta y romero y batir bien.
2. Agregue las chuletas de cordero, revuelva para cubrir y deje reposar por unos minutos.
3. Calienta una sartén con el resto del aceite a fuego medio alto, agrega las chuletas de cordero, baja el fuego a medio, cocínalas por 7 minutos, voltéalas, cocínalas por 7 minutos más, transfiérelas a un plato y mantenlas calientes.
4. Regrese la sartén a fuego medio, agregue los chalotes, revuelva y cocine por 3 minutos.
5. Agregue el caldo, revuelva y cocine por 1 minuto.
6. Agregue la salsa Worcestershire, la mostaza, el eritritol, la nata, el romero y el tomillo, revuelva y cocine por 8 minutos.
7. Agrega el jugo de limón, la sal, la pimienta y el ghee, desecha el romero y el tomillo, revuelve bien y retira el fuego.
8. Repartir las chuletas de cordero en platos, rociarlas con la salsa y servir.

¡Disfrutar!

Nutrición: calorías 435, grasa 30, fibra 4, carbohidratos 5, proteína 32

Curry de cordero sabroso

¡Este cordero al curry seguro que te sorprenderá!

Tiempo de preparación: 10 minutos.

Tiempo de cocción: 4 horas.

Porciones: 6

Ingredientes:

- 2 cucharadas de jengibre rallado
- 2 dientes de ajo picados
- 2 cucharaditas de cardamomo
- 1 cebolla morada picada
- 6 dientes
- 1 libra de carne de cordero, en cubos
- 2 cucharaditas de comino en polvo
- 1 cucharadita de garama masala
- ½ cucharadita de chile en polvo
- 1 cucharadita de cúrcuma
- 2 cucharaditas de cilantro molido
- 1 libra de espinacas
- 14 onzas de tomates enlatados, picados

Direcciones:

1. En su olla de cocción lenta, mezcle el cordero con espinacas, tomates, jengibre, ajo, cebolla, cardamomo, clavo, comino, garam masala, chile, cúrcuma y cilantro, revuelva, cubra y cocine a temperatura alta durante 4 horas.
2. Destape la olla de cocción lenta, revuelva el chile, divídalo en tazones y sirva.

¡Disfrutar!

Nutrición: calorías 160, grasa 6, fibra 3, carbohidratos 7, proteína 20

Estofado de cordero sabroso

¡No se moleste en buscar una idea para una cena cetogénica! ¡Este es el perfecto!

Tiempo de preparación: 10 minutos.

Tiempo de cocción: 3 horas.

Porciones: 4

Ingredientes:

- 1 cebolla amarilla picada
- 3 zanahorias picadas
- 2 libras de cordero, en cubos
- 1 tomate picado
- 1 diente de ajo picado
- 2 cucharadas de ghee
- 1 taza de caldo de res
- 1 taza de vino blanco
- Sal y pimienta negra al gusto
- 2 manantiales de romero
- 1 cucharadita de tomillo picado

Direcciones:

1. Calentar un horno holandés a fuego medio alto, agregar aceite y calentar.
2. Agregue el cordero, sal y pimienta, dore por todos lados y transfiera a un plato.
3. Agregue la cebolla a la olla y cocine por 2 minutos.
4. Agregue las zanahorias, el tomate, el ajo, el ghee, el palo, el vino, la sal, la pimienta, el romero y el tomillo, revuelva y cocine por un par de minutos.
5. Regrese el cordero a la olla, revuelva, reduzca el fuego a medio-bajo, cubra y cocine por 4 horas.
6. Deseche las primaveras de romero, agregue más sal y pimienta, revuelva, divida en tazones y sirva.

¡Disfrutar!

Nutrición: calorías 700, grasa 43, fibra 6, carbohidratos 10, proteína 67

Deliciosa Cazuela De Cordero

¡Sirve este plato cetogénico un domingo!

Tiempo de preparación: 10 minutos.

Hora de cocinar: 1 hora y 40 minutos

Porciones: 2

Ingredientes:

- 2 dientes de ajo picados
- 1 cebolla morada picada
- 1 cucharada de aceite de oliva
- 1 rama de apio picado
- 10 onzas de filete de cordero, cortado en trozos medianos
- Sal y pimienta negra al gusto
- 1 y ¼ tazas de caldo de cordero
- 2 zanahorias picadas
- ½ cucharada de romero picado
- 1 puerro picado
- 1 cucharada de salsa de menta
- 1 cucharadita de stevia
- 1 cucharada de puré de tomate

- ½ coliflor, floretes separados
- ½ apio, picado
- 2 cucharadas de ghee

Direcciones:

1. Calienta una olla con el aceite a fuego medio, agrega el ajo, la cebolla y el apio, revuelve y cocina por 5 minutos.
2. Agregue los trozos de cordero, revuelva y cocine por 3 minutos.
3. Agregue la zanahoria, el puerro, el romero, el caldo, el puré de tomate, la salsa de menta y la stevia, revuelva, hierva, tape y cocine por 1 hora y 30 minutos.
4. Calentar una olla con agua a fuego medio, agregar el apio, tapar y hervir a fuego lento durante 10 minutos.
5. Agrega los floretes de coliflor, cocina por 15 minutos, escurre todo y mezcla con sal, pimienta y manteca.
6. Triture con un machacador de papas y divida el puré entre platos.
7. Agregue el cordero y la mezcla de verduras encima y sirva.

¡Disfrutar!

Nutrición: calorías 324, grasa 4, fibra 5, carbohidratos 8, proteína 20

Pollo con queso

¡Tus amigos te pedirán más!

Tiempo de preparación: 10 minutos.

Tiempo de cocción: 30 minutos.

Porciones: 4

Ingredientes:

- 1 calabacín picado
- Sal y pimienta negra al gusto
- 1 cucharadita de ajo en polvo
- 1 cucharada de aceite de aguacate
- 2 pechugas de pollo, sin piel, deshuesadas y en rodajas
- 1 tomate picado
- ½ cucharadita de orégano seco
- ½ cucharadita de albahaca seca
- ½ taza de queso mozzarella, rallado

Direcciones:

1. Sazone el pollo con sal, pimienta y ajo en polvo.
2. Calienta una sartén con el aceite a fuego medio, agrega las rodajas de pollo, dora por todos lados y transfiérelas a una fuente para horno.

3. Calienta nuevamente la sartén a fuego medio, agrega calabacín, orégano, tomate, albahaca, sal y pimienta, revuelve, cocina por 2 minutos y vierte sobre el pollo.
4. Introducir en el horno a 325 grados F y hornear durante 20 minutos.
5. Unta la mozzarella sobre el pollo, vuelve a introducir en el horno y hornea por 5 minutos más.
6. Dividir en platos y servir.

¡Disfrutar!

Nutrición: calorías 235, grasa 4, fibra 1, carbohidratos 2, proteína 35

Pollo naranja

¡La combinación es absolutamente deliciosa!

Tiempo de preparación: 10 minutos.

Tiempo de cocción: 15 minutos.

Porciones: 4

Ingredientes:

- 2 libras de muslos de pollo, sin piel, deshuesados y cortados en trozos
- Sal y pimienta negra al gusto
- 3 cucharadas de aceite de coco
- ¼ taza de harina de coco

Para la salsa:

- 2 cucharadas de salsa de pescado
- 1 y ½ cucharadita de extracto de naranja
- 1 cucharada de jengibre rallado
- ¼ de taza de jugo de naranja
- 2 cucharaditas de stevia
- 1 cucharada de ralladura de naranja
- ¼ de cucharadita de semillas de sésamo
- 2 cucharadas de cebolletas picadas

- ½ cucharadita de cilantro molido
- 1 taza de agua
- ¼ de cucharadita de hojuelas de pimiento rojo
- 2 cucharadas de salsa de soja sin gluten

Direcciones:

1. En un bol, mezcle la harina de coco, la sal y la pimienta y revuelva.
2. Agregue los trozos de pollo y revuelva para cubrir bien.
3. Calienta una sartén con el aceite a fuego medio, agrega el pollo, cocina hasta que estén dorados por ambos lados y transfiere a un bol.
4. En su licuadora, mezcle jugo de naranja con jengibre, salsa de pescado, salsa de soja, stevia, extracto de naranja, agua y cilantro y mezcle bien.
5. Vierta esto en una sartén y caliente a fuego medio.
6. Agregue el pollo, revuelva y cocine por 2 minutos.
7. Agregue las semillas de sésamo, la ralladura de naranja, las cebolletas y las hojuelas de pimiento, cocine revolviendo durante 2 minutos y retire del fuego.
8. Dividir en platos y servir.

¡Disfrutar!

Nutrición: calorías 423, grasa 20, fibra 5, carbohidratos 6, proteína 45

Tarta de pollo

¡Este pastel es tan delicioso!

Tiempo de preparación: 10 minutos.

Tiempo de cocción: 45 minutos.

Porciones: 4

Ingredientes:

- ½ taza de cebolla amarilla picada
- 3 cucharadas de ghee
- ½ taza de zanahorias picadas
- 3 dientes de ajo picados
- Sal y pimienta negra al gusto
- ¾ taza de crema espesa
- ½ taza de caldo de pollo
- 12 onzas de pollo, en cubos
- 2 cucharadas de mostaza de Dijon
- ¾ taza de queso cheddar, rallado

Para la masa:

- ¾ taza de harina de almendras
- 3 cucharadas de queso crema
- 1 y ½ taza de queso mozzarella, rallado
- 1 huevo

- 1 cucharadita de cebolla en polvo
- 1 cucharadita de ajo en polvo
- 1 cucharadita de condimento italiano
- Sal y pimienta negra al gusto

Direcciones:

1. Calienta una sartén con el ghee a fuego medio, agrega la cebolla, la zanahoria, el ajo, la sal y la pimienta, revuelve y cocina por 5 minutos.
2. Agregue el pollo, revuelva y cocine por 3 minutos más.
3. Agregue crema espesa, caldo, sal, pimienta y mostaza, revuelva y cocine por 7 minutos más.
4. Agrega el queso cheddar, revuelve bien, retira del fuego y mantén caliente.
5. Mientras tanto, en un bol, mezcla la mozzarella con el queso crema, revuelve y calienta en tu microondas por 1 minuto.
6. Agregue ajo en polvo, condimento italiano, sal, pimienta, cebolla en polvo, harina y huevo y revuelva bien.

7. Amasar muy bien la masa, dividir en 4 piezas y aplanar cada una formando un círculo.
8. Divida la mezcla de pollo en 4 moldes, cubra cada uno con un círculo de masa, introduzca en el horno a 375 grados F durante 25 minutos.
9. Sirva sus pasteles de pollo calientes.

¡Disfrutar!

Nutrición: calorías 600, grasa 54, fibra 14, carbohidratos 10, proteína 45

Pollo enrollado con tocino

¡Seguro que los sabores te hipnotizarán!

Tiempo de preparación: 10 minutos.

Tiempo de cocción: 35 minutos.

Porciones: 4

Ingredientes:

- 1 cucharada de cebollino picado
- 8 onzas de queso crema
- 2 libras de pechugas de pollo, sin piel y deshuesadas
- 12 rebanadas de tocino
- Sal y pimienta negra al gusto

Direcciones:

1. Caliente una sartén a fuego medio, agregue el tocino, cocine hasta que esté medio cocido, transfiera a toallas de papel y escurra la grasa.
2. En un bol, mezcle el queso crema con sal, pimienta y cebollino y revuelva.
3. Use un ablandador de carne para aplanar bien las pechugas de pollo, dividir la mezcla de queso crema,

enrollarlas y envolver cada una en una rebanada de tocino cocido.

4. Coloque las pechugas de pollo envueltas en una fuente para hornear, introdúzcalas en el horno a 375 grados F y hornee por 30 minutos.
5. Dividir en platos y servir.

¡Disfrutar!

Nutrición: calorías 700, grasa 45, fibra 4, carbohidratos 5, proteína 45

Alitas de pollo tan deliciosas

¡Te enamorarás de este plato cetogénico y lo harás una y otra vez!

Tiempo de preparación: 10 minutos.

Tiempo de cocción: 55 minutos.

Porciones: 4

Ingredientes:

- 3 libras de alitas de pollo
- Sal y pimienta negra al gusto
- 3 cucharadas de aminoácidos de coco
- 2 cucharaditas de vinagre blanco
- 3 cucharadas de vinagre de arroz
- 3 cucharadas de stevia
- ¼ de taza de cebolletas picadas
- ½ cucharadita de goma xantana
- 5 chiles secos, picados

Direcciones:

1. Extienda las alitas de pollo en una bandeja para hornear forrada, sazone con sal y pimienta, introduzca en el horno a 375 grados F y hornee por 45 minutos.

2. Mientras tanto, calienta una cacerola pequeña a fuego medio, agrega vinagre blanco, vinagre de arroz, aminos de coco, stevia, goma xantana, cebolletas y chiles, revuelve bien, lleva a ebullición, cocina por 2 minutos y retira del fuego.
3. Sumerja las alitas de pollo en esta salsa, colóquelas todas en la bandeja para hornear nuevamente y hornee por 10 minutos más.
4. Sírvelos calientes.

¡Disfrutar!

Nutrición: calorías 415, grasa 23, fibra 3, carbohidratos 2, proteína 27

Pollo En Salsa Cremosa

¡Confía en nosotros! ¡Esta receta cetogénica está aquí para impresionarte!

Tiempo de preparación: 10 minutos.

Hora de cocinar: 1 hora y 10 minutos

Porciones: 4

Ingredientes:

- 8 muslos de pollo
- Sal y pimienta negra al gusto
- 1 cebolla amarilla picada
- 1 cucharada de aceite de coco
- 4 tiras de tocino, picadas
- 4 dientes de ajo picados
- 10 onzas de champiñones cremini, cortados por la mitad
- 2 tazas de vino chardonnay blanco
- 1 taza de nata para montar
- Un puñado de perejil picado

Direcciones:

1. Caliente una sartén con el aceite a fuego medio, agregue el tocino, revuelva, cocine hasta que esté crujiente, retire el fuego y transfiera a toallas de papel.
2. Caliente la sartén con la grasa de tocino a fuego medio, agregue los trozos de pollo, sazone con sal y pimienta, cocine hasta que se doren y transfiera también a toallas de papel.
3. Calienta la sartén nuevamente a fuego medio, agrega la cebolla, revuelve y cocina por 6 minutos.
4. Agregue el ajo, revuelva, cocine por 1 minuto y transfiera junto a los trozos de tocino.
5. Regrese la sartén a la estufa y vuelva a calentar a temperatura media.
6. Agregue los champiñones, revuelva y cocínelos durante 5 minutos.
7. Vuelva a colocar el pollo, el tocino, el ajo y la cebolla en la sartén.
8. Agregue el vino, revuelva, deje hervir, reduzca el fuego y cocine a fuego lento durante 40 minutos.
9. Agregue el perejil y la crema, revuelva y cocine por 10 minutos más.
10. Dividir en platos y servir.

¡Disfrutar!

Nutrición: calorías 340, grasa 10, fibra 7, carbohidratos 4, proteína 24

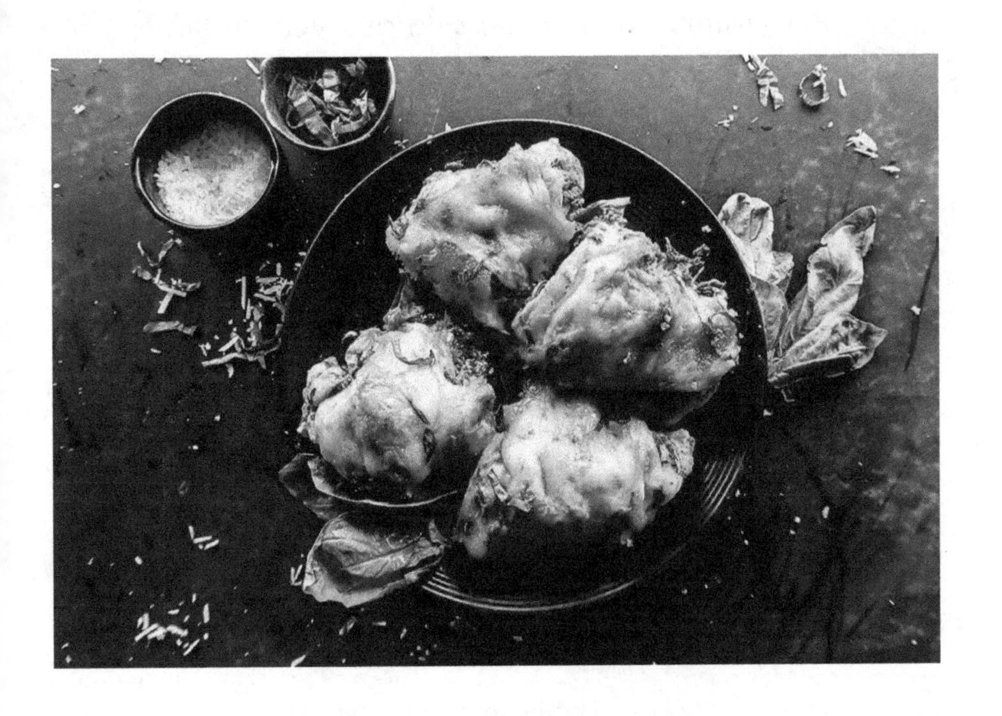

Pollo delicioso

¡Es un plato de ave cetogénico delicioso y con textura!

Tiempo de preparación: 10 minutos.

Tiempo de cocción: 1 hora.

Porciones: 4

Ingredientes:

- 6 pechugas de pollo, sin piel y deshuesadas
- Sal y pimienta negra al gusto
- ¼ taza de jalapeños picados
- 5 rebanadas de tocino, picadas
- 8 onzas de queso crema
- ¼ de taza de cebolla amarilla picada
- ½ taza de mayonesa
- ½ taza de parmesano rallado
- 1 taza de queso cheddar rallado

Para el aderezo:

- 2 onzas de piel de cerdo, triturada
- 4 cucharadas de ghee derretido
- ½ taza de parmesano

Direcciones:

1. Coloque las pechugas de pollo en una fuente para horno, sazone con sal y pimienta, introduzca en el horno a 425 grados F y hornee por 40 minutos.
2. Mientras tanto, calienta una sartén a fuego medio, agrega el tocino, revuelve, cocina hasta que esté crujiente y transfiere a un plato.
3. Calienta la sartén nuevamente a fuego medio, agrega la cebolla, revuelve y cocina por 4 minutos.
4. Retire del fuego, agregue tocino, jalapeño, queso crema, mayonesa, queso cheddar y ½ taza de parm y revuelva bien.
5. Extienda esto sobre el pollo.
6. En un bol, mezcle la piel de cerdo con ghee y ½ taza de parm y revuelva.
7. Repartir esto también sobre el pollo, introducir en el horno y hornear por 15 minutos más.
8. Servir caliente.

¡Disfrutar!

Nutrición: calorías 340, grasa 12, fibra 2, carbohidratos 5, proteína 20

Sabrosa salsa de pollo y crema agria

¡Tienes que aprender a hacer este sabroso plato cetogénico! ¡Es tan sabroso!

Tiempo de preparación: 10 minutos.

Tiempo de cocción: 40 minutos.

Porciones: 4

Ingredientes:

- 4 muslos de pollo
- Sal y pimienta negra al gusto
- 1 cucharadita de cebolla en polvo
- ¼ taza de crema agria
- 2 cucharadas de pimentón dulce

Direcciones:

1. En un bol, mezcle el pimentón con sal, pimienta y cebolla en polvo y revuelva.
2. Sazone los trozos de pollo con esta mezcla de pimentón, colóquelos en una bandeja para hornear forrada y hornee en el horno a 400 grados F durante 40 minutos.

3. Divida el pollo en platos y déjelo a un lado por ahora.
4. Vierta los jugos de la sartén en un tazón y agregue la crema agria.
5. Revuelva muy bien esta salsa y rocíe sobre el pollo.

¡Disfrutar!

Nutrición: calorías 384, grasa 31, fibra 2, carbohidratos 1, proteína 33

Stroganoff de pollo sabroso

¿Has oído hablar de esta receta cetogénica? ¡Parece increíble!

Tiempo de preparación: 10 minutos.

Hora de cocinar: 4 horas y 10 minutos

Porciones: 4

Ingredientes:

- 2 dientes de ajo picados
- 8 onzas de champiñones, picados en trozos grandes
- ¼ de cucharadita de semillas de apio molidas
- 1 taza de caldo de pollo
- 1 taza de leche de coco
- 1 cebolla amarilla picada
- 1 libra de pechugas de pollo, cortadas en trozos medianos
- 1 y ½ cucharadita de tomillo seco
- 2 cucharadas de perejil picado
- Sal y pimienta negra al teste
- 4 calabacines, cortados con espiral

Direcciones:

1. Pon el pollo en tu olla de cocción lenta.

2. Agrega sal, pimienta, cebolla, ajo, champiñones, leche de coco, semillas de apio, caldo, la mitad del perejil y tomillo.
3. Revuelva, cubra y cocine a temperatura alta durante 4 horas.
4. Destape la olla, agregue más sal y pimienta si es necesario y el resto del perejil y revuelva.
5. Calentar una sartén con agua a fuego medio, agregar un poco de sal, llevar a ebullición, agregar la pasta de calabacín, cocinar por 1 minuto y escurrir.
6. Divida en platos, agregue la mezcla de pollo encima y sirva.

¡Disfrutar!

Nutrición: calorías 364, grasa 22, fibra 2, carbohidratos 4, proteína 24

Gumbo de pollo sabroso

Oh. Te va a encantar esto!

Tiempo de preparación: 10 minutos.

Tiempo de cocción: 7 horas.

Porciones: 5

Ingredientes:

- 2 salchichas en rodajas
- 3 pechugas de pollo, en cubos
- 2 cucharadas de orégano seco
- 2 pimientos morrones picados
- 1 cebolla amarilla pequeña, picada
- 28 onzas de tomates enlatados, picados
- 3 cucharadas de tomillo seco
- 2 cucharadas de ajo en polvo
- 2 cucharadas de mostaza en polvo
- 1 cucharadita de cayena en polvo
- 1 cucharada de chile en polvo
- Sal y pimienta negra al gusto
- 6 cucharadas de condimento criollo

Direcciones:

1. En su olla de cocción lenta, mezcle las salchichas con trozos de pollo, sal, pimienta, pimientos morrones, orégano, cebolla, tomillo, ajo en polvo, mostaza en polvo, tomates, cayena, chile y condimento criollo.
2. Tape y cocine a temperatura baja durante 7 horas.
3. Destape la olla nuevamente, revuelva el gumbo y divídalo en tazones.
4. Servir caliente.

¡Disfrutar!

Nutrición: calorías 360, grasa 23, fibra 2, carbohidratos 6, proteína 23

Muslos de pollo tiernos

¡Verás de lo que estamos hablando!

Tiempo de preparación: 10 minutos.

Tiempo de cocción: 45 minutos.

Porciones: 4

Ingredientes:

- 3 cucharadas de ghee
- 8 onzas de champiñones, en rodajas
- 2 cucharadas de queso gruyere rallado
- Sal y pimienta negra al gusto
- 2 dientes de ajo picados
- 6 muslos de pollo, piel y con hueso

Direcciones:

1. Calienta una sartén con 1 cucharada de ghee a fuego medio, agrega los muslos de pollo, sazona con sal y pimienta, cocina por 3 minutos por cada lado y acomódalos en una fuente para horno.
2. Calienta nuevamente la sartén con el resto del ghee a fuego medio, agrega el ajo, revuelve y cocina por 1 minuto.

3. Agregue los champiñones y revuelva bien.
4. Agregue sal y pimienta, revuelva y cocine por 10 minutos.
5. Vierta estos sobre el pollo, espolvoree queso, introdúzcalos en el horno a 350 grados F y hornee por 30 minutos.
6. Encienda el horno y ase todo durante un par de minutos más.
7. Dividir en platos y servir.

¡Disfrutar!

Nutrición: calorías 340, grasa 31, fibra 3, carbohidratos 5, proteína 64

Pollo sabroso con costra

¡Esto es simplemente perfecto!

Tiempo de preparación: 10 minutos.

Tiempo de cocción: 20 minutos.

Porciones: 4

Ingredientes:

- 1 huevo batido
- Sal y pimienta negra al gusto
- 3 cucharadas de aceite de coco
- 1 y ½ tazas de nueces, picadas
- 4 pechugas de pollo
- Sal y pimienta negra al gusto

Direcciones:

1. Ponga las nueces en un bol y el huevo batido en otro.
2. Sazone el pollo, sumérjalo en huevo y luego en nueces.
3. Calentar una sartén con el aceite a fuego medio alto, agregar el pollo y cocinar hasta que esté dorado por ambos lados.
4. Transfiera los trozos de pollo a una bandeja para hornear, introdúzcalos en el horno y hornee a 350 grados F durante 10 minutos.
5. Dividir en platos y servir.

¡Disfrutar!

Nutrición: calorías 320, grasa 12, fibra 4, carbohidratos 1, proteína 30

Pollo al horno con pepperoni

¡Es imposible no apreciar este gran plato cetogénico!

Tiempo de preparación: 10 minutos.

Tiempo de cocción: 55 minutos.

Porciones: 6

Ingredientes:

- 14 onzas de salsa para pizza baja en carbohidratos
- 1 cucharada de aceite de coco
- 4 pechugas de pollo medianas, sin piel y deshuesadas
- Sal y pimienta negra al gusto
- 1 cucharadita de orégano seco
- 6 onzas de mozzarella en rodajas
- 1 cucharadita de ajo en polvo
- 2 onzas de pepperoni, en rodajas

Direcciones:

1. Ponga la salsa para pizza en una olla pequeña, deje hervir a fuego medio, cocine a fuego lento durante 20 minutos y retire del fuego.
2. En un tazón, mezcle el pollo con sal, pimienta, ajo en polvo y orégano y revuelva.

3. Calienta una sartén con el aceite de coco a fuego medio alto, agrega los trozos de pollo, cocina por 2 minutos por cada lado y transfiérelos a una fuente para horno.
4. Agregue las rodajas de mozzarella encima, unte la salsa, cubra con las rodajas de pepperoni, introduzca en el horno a 400 grados F y hornee por 30 minutos.
5. Dividir en platos y servir.

¡Disfrutar!

Nutrición: calorías 320, grasa 10, fibra 6, carbohidratos 3, proteína 27

Pollo frito

¡Es un plato muy sencillo que te gustará!

Tiempo de preparación: 24 horas.

Tiempo de cocción: 20 minutos.

Porciones: 4

Ingredientes:

- 3 pechugas de pollo, cortadas en tiras
- 4 onzas de chicharrones triturados
- 2 tazas de aceite de coco
- 16 onzas de jugo de pepinillos en frasco
- 2 huevos batidos

Direcciones:

1. En un bol, mezcle las pechugas de pollo con el jugo de pepinillos, revuelva, tape y guarde en el refrigerador por 24 horas.
2. Poner los huevos en un bol y el chicharrón en otro.
3. Sumerja los trozos de pollo en el huevo y luego en aros y cúbralos bien.

4. Calienta una sartén con el aceite a fuego medio alto, agrega los trozos de pollo, fríelos 3 minutos por cada lado, transfiérelos a toallas de papel y escurre la grasa.
5. Sirva con una salsa keto alioli a un lado.

¡Disfrutar!

Nutrición: calorías 260, grasa 5, fibra 1, carbohidratos 2, proteína 20

Calzone de pollo

¡Este calzone especial es tan delicioso!

Tiempo de preparación: 10 minutos.

Tiempo de cocción: 1 hora.

Porciones: 12

Ingredientes:

- 2 huevos
- 1 masa de pizza cetogénica
- ½ taza de parmesano rallado
- 1 libra de pechugas de pollo, sin piel, deshuesadas y cortadas en mitades
- ½ taza de salsa keto marinara
- 1 cucharadita de condimento italiano
- 1 cucharadita de cebolla en polvo
- 1 cucharadita de ajo en polvo
- Sal y pimienta negra al gusto
- ¼ de taza de linaza, molida
- 8 onzas de queso provolone

Direcciones:

1. En un tazón, mezcle el condimento italiano con cebolla en polvo, ajo en polvo, sal, pimienta, linaza y parmesano y revuelva bien.
2. En otro bol, mezcla los huevos con una pizca de sal y pimienta y bate bien.
3. Sumerja los trozos de pollo en los huevos y luego en la mezcla de condimentos, coloque todos los trozos en una bandeja para hornear forrada y hornee en el horno a 350 grados F durante 30 minutos.
4. Coloque la masa de pizza en una bandeja para hornear forrada y esparza la mitad del queso provolone en la mitad
5. Sacar el pollo del horno, picar y esparcir sobre queso provolone.
6. Agrega la salsa marinara y luego el resto del queso.
7. Cubre todo esto con la otra mitad de la masa y da forma a tu calzone.
8. Selle sus bordes, introduzca en el horno a 350 grados F y hornee por 20 minutos más.
9. Deje que el calzone se enfríe antes de cortarlo y servirlo.

¡Disfrutar!

Nutrición: calorías 340, grasa 8, fibra 2, carbohidratos 6, proteína 20

Sopa de pollo mexicana

¡Es muy sencillo hacer una sabrosa sopa de pollo cetogénica!

¡Prueba este!

Tiempo de preparación: 10 minutos.

Tiempo de cocción: 4 horas.

Porciones: 6

Ingredientes:

- 1 y ½ libras de medias de pollo, sin piel, deshuesadas y en cubos
- 15 onzas de caldo de pollo
- 15 onzas de salsa gruesa enlatada
- 8 onzas Monterey jack

Direcciones:

1. En su olla de cocción lenta, mezcle el pollo con caldo, salsa y queso, revuelva, cubra y cocine a temperatura alta durante 4 horas.
2. Destape la olla, revuelva la sopa, divida en tazones y sirva.

¡Disfrutar!

Nutrición: calorías 400, grasa 22, fibra 3, carbohidratos 6, proteína 38

Salteado de pollo simple

¡Es una receta cetogénica que deberías probar pronto!

Tiempo de preparación: 10 minutos.

Tiempo de cocción: 12 minutos.

Porciones: 2

Ingredientes:

- 2 muslos de pollo, sin piel y deshuesados cortados en tiras finas
- 1 cucharada de aceite de sésamo
- 1 cucharadita de hojuelas de pimiento rojo
- 1 cucharadita de cebolla en polvo
- 1 cucharada de jengibre rallado
- ¼ taza de salsa tamari
- ½ cucharadita de ajo en polvo
- ½ taza de agua
- 1 cucharada de stevia
- ½ cucharadita de goma xantana
- ½ taza de cebolletas picadas
- 2 tazas de floretes de brócoli

Direcciones:

1. Calienta una sartén con el aceite a fuego medio alto, agrega el pollo y el jengibre, revuelve y cocina por 3 minutos.
2. Agregue agua, salsa tamari, cebolla en polvo, ajo en polvo, stevia, hojuelas de pimienta y goma xantana, revuelva y cocine por 5 minutos.
3. Agregue el brócoli y las cebolletas, revuelva, cocine por 2 minutos más y divida entre platos.
4. Servir caliente.

¡Disfrutar!

Nutrición: calorías 210, grasa 10, fibra 3, carbohidratos 5, proteína 20

Pollo De Espinacas Y Alcachofas

¡La combinación es realmente excepcional!

Tiempo de preparación: 10 minutos.

Tiempo de cocción: 50 minutos.

Porciones: 4

Ingredientes:

- 4 onzas de queso crema
- 4 pechugas de pollo
- 10 onzas de corazones de alcachofa enlatados, picados
- 10 onzas de espinacas
- ½ taza de parmesano rallado
- 1 cucharada de cebolla seca
- 1 cucharada de ajo seco
- Sal y pimienta negra al gusto
- 4 onzas de mozzarella, rallado

Direcciones:

1. Coloque las pechugas de pollo en una bandeja para hornear forrada, sazone con sal y pimienta, introduzca en el horno a 400 grados F y hornee por 30 minutos.

2. En un bol, mezcle las alcachofas con la cebolla, el queso crema, el parmesano, las espinacas, el ajo, la sal y la pimienta y revuelva.
3. Saque el pollo del horno, corte cada pieza por la mitad, divida la mezcla de alcachofas, espolvoree la mozzarella, introduzca en el horno a 400 grados F y hornee por 15 minutos más.
4. Servir caliente.

¡Disfrutar!

Nutrición: calorías 450, grasa 23, fibra 1, carbohidratos 3, proteína 39

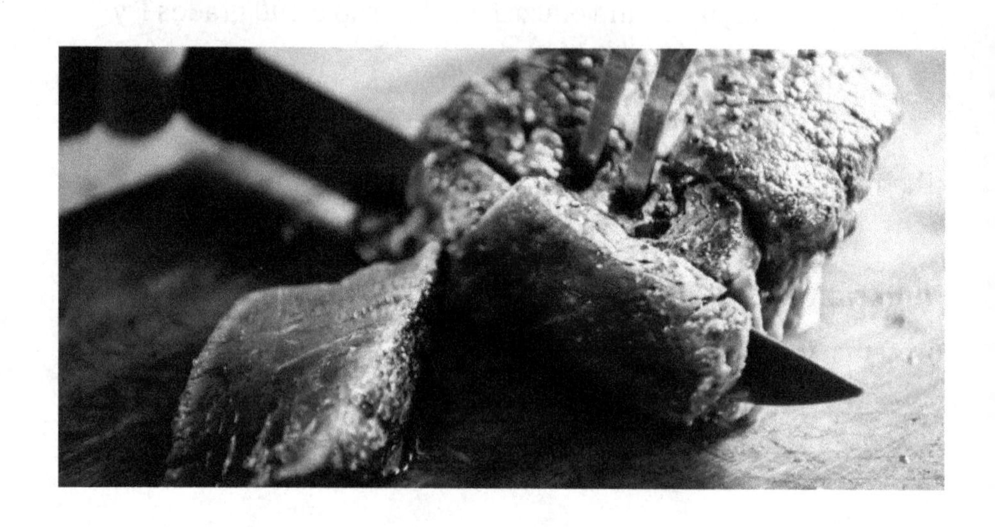

CPSIA information can be obtained
at www.ICGtesting.com
Printed in the USA
BVHW090500120521
607041BV00004B/826

9 781802 901078